Kerstin Pointecker

Vorsicht infektiös!

AF135944

Kerstin Pointecker

Vorsicht infektiös!

Auswirkungen der Diagnose HIV/AIDS auf die gesundheitliche Versorgung im Krankenhaus

Reihe Humanwissenschaften

Impressum / Imprint

Bibliografische Information der Deutschen Nationalbibliothek: Die Deutsche Nationalbibliothek verzeichnet diese Publikation in der Deutschen Nationalbibliografie; detaillierte bibliografische Daten sind im Internet über http://dnb.d-nb.de abrufbar.
Alle in diesem Buch genannten Marken und Produktnamen unterliegen warenzeichen-, marken- oder patentrechtlichem Schutz bzw. sind Warenzeichen oder eingetragene Warenzeichen der jeweiligen Inhaber. Die Wiedergabe von Marken, Produktnamen, Gebrauchsnamen, Handelsnamen, Warenbezeichnungen u.s.w. in diesem Werk berechtigt auch ohne besondere Kennzeichnung nicht zu der Annahme, dass solche Namen im Sinne der Warenzeichen- und Markenschutzgesetzgebung als frei zu betrachten wären und daher von jedermann benutzt werden dürften.

Bibliographic information published by the Deutsche Nationalbibliothek: The Deutsche Nationalbibliothek lists this publication in the Deutsche Nationalbibliografie; detailed bibliographic data are available in the Internet at http://dnb.d-nb.de.
Any brand names and product names mentioned in this book are subject to trademark, brand or patent protection and are trademarks or registered trademarks of their respective holders. The use of brand names, product names, common names, trade names, product descriptions etc. even without a particular marking in this works is in no way to be construed to mean that such names may be regarded as unrestricted in respect of trademark and brand protection legislation and could thus be used by anyone.

Coverbild / Cover image: www.ingimage.com

Verlag / Publisher:
AV Akademikerverlag GmbH & Co. KG
Heinrich-Böcking-Str. 6-8, 66121 Saarbrücken, Deutschland / Germany
Email: info@akademikerverlag.de

Herstellung: siehe letzte Seite /
Printed at: see last page
ISBN: 978-3-639-47037-6

Inhaltsverzeichnis

1 Einleitung

„Welch triste Epoche, in der es leichter ist, ein Atom zu zertrümmern als ein Vorurteil!" (Albert Einstein, 1879-1955)

1.1 Problemdarstellung inkl. Begriffsbestimmungen

Vor etwa 30 Jahren sind in den USA die ersten AIDS – Erkrankungsfälle bekannt geworden (Pschyrembel, 2007, S. 822). Gemäß der Gemeinschaft der Vereinigten Nationen für HIV und AIDS (UNAIDS, 2010), lebten im Jahr 2010 etwa 34 Millionen HIV – infizierte Menschen auf der Erde. Die Zahl der Neuinfektionen lag damals weltweit bei geschätzten 2,7 Millionen Menschen jährlich.

In Deutschland leben momentan laut dem Robert Koch Institut (2012) etwa 78.000 Menschen mit HIV/ AIDS, wobei die Zahl der Neuinfektionen im Jahr 2012 auf 3.400 Personen geschätzt wurde.

Es kann davon ausgegangen werden, dass derzeit in Österreich etwa 9000 Menschen mit einer HIV-Infektion leben. Trotz zunehmender Aufklärungsarbeit und leicht vermeidbarer Risikosituationen infizieren sich in Österreich trotzdem jährlich rund 500 Menschen, sprich ein bis zwei Personen pro Tag, neu mit dem lebensbedrohlichen Virus (Bundesministerium für Gesundheit, 2011).

Human Immunodeficiency Virus, oder auch Humanes Immunschwäche Virus (HIV) beschreibt eine chronische, durch die Retroviren HIV-1 oder HIV-2, ausgelöste Erkrankung (Pschyrembel, 2007, S. 822). HIV-positiv zu sein, also HIV Antikörper im Blut zu haben, bedeutet nicht an dem Acquired Immune Deficiency Syndrom (AIDS) –

Zur besseren Lesbarkeit wird in dieser Arbeit die männliche Form verwendet. Es sind jedoch beide Geschlechter im gleichwertigen Sinn gemeint.

beziehungsweise dem erworbenen Immunschwächesyndrom erkrankt zu sein. Von AIDS spricht man erst dann, wenn spezifische opportunistische Erkrankungen auftreten, oder wenn die CD4-Zellzahl, welche spezielle Zellen des Immunsystems sind, unter 200 Zellen/μl sinkt. Mit Abnahme dieser CD4-Zellen im Blut nimmt gleichzeitig auch die Immunabwehr ab (Die AIDS-Hilfen Österreichs, 2008).

HI-Viren können nur von Mensch zu Mensch und auch nur unter bestimmten Voraussetzungen übertragen werden. HIV wird als schwer übertragbare Krankheit bezeichnet, da für eine „erfolgreiche" Infektion mehrere Komponenten erfüllt werden müssen. Zu den infektiösen Körperflüssigkeiten zählen Blut, Sperma, Vaginalsekret, Muttermilch und der Liquor, wobei in Blut und Sperma die Viruskonzentration besonders hoch ist. Für die Infektion benötigt das Virus eine Eintrittspforte – entweder über direkten Blutkontakt oder über eine Schleimhaut. Hauptübertragungswege für HIV sind ungeschützter analer und vaginaler Geschlechtsverkehr sowie auch der Oralverkehr. Ein sehr hohes Risiko für eine HIV-Infektion besteht auch beim gemeinsamen Benutzen von Spritzbestecken beim intravenösen Drogengebrauch (Die AIDS-Hilfen Österreichs, 2008).

Die medizinische Einteilung der HIV-Infektion durch das Klassifikationssystem der WHO, dem ICD – 10, erfolgt in mehrere Stadien. Nach einer Infektion mit dem HI-Virus kann es nach sechs Tagen bis sechs Wochen zum Auftreten der akuten HIV-Infektion kommen. Dieses erste Stadium bezeichnet man als Primärinfektion oder auch als asymptomatische HIV-Infektion. Die Symptome der akuten HIV-

Infektion sind denen eines grippalen Infektes ähnlich und klingen normalerweise schon nach einigen Tagen ab. Dieses asymptomatische Stadium kann mehrere Jahre bis Jahrzehnte andauern, in denen sich das Virus, ohne eine medikamentöse Therapie (hochaktive antiretrovirale Therapie = HAART), im Körper unentwegt vermehrt. Im Stadium B kommt es zu einer erhöhten Infektanfälligkeit und das Stadium C beschreibt das Vollbild der AIDS-Erkrankung, welches durch Gewichtsabnahme, schwere opportunistische Infektionen und bestimmte Krebsarten definiert ist (Bundesministerium für Gesundheit, 2011).

Opportunistische Infektionen beschreiben jene durch Mikroorganismen ausgelösten Erkrankungen, die nur bei Menschen mit einem geschwächten Immunsystem auftreten. Wie bereits erwähnt, gibt es gewisse Erkrankungen, deren Auftreten die Diagnosestellung AIDS erlauben. Es muss mindestens eine spezifische AIDS-definierende Erkrankung diagnostiziert worden sein, oder aber die CD4-Zellzahl unter 200 Zellen/µl liegen. Zu den häufigsten opportunistischen Infektionen zählen die Pneumocystis-carinii-Pneumonie (PCP) - eine aggressive Form der Lungenentzündung - sowie Infektionen mit Candida albicans, Toxoplasmose, Zytomegalie, Herpes simplex und Tuberkulose. Zu den spezifischen Tumoren zählen das Kaposi-Sarkom-einem Tumor des Gefäßsystems - sowie das Cervix-Karzinom und maligne Lymphome (Die Aids-Hilfen Österreichs, 2011).

Laut den AIDS-Hilfen Österreichs (2008) wird die hochaktive antiretrovirale Therapie, oder auch Kombinationstherapie genannt, da sie eine Kombination aus mindestens drei gegen das HI-Virus wirksamen Substanzen darstellt, als optimale Behandlung für HIV-infizierte

Patienten angesehen. Die HAART kann die Zahl der HI-Viren stark reduzieren, die Zerstörung des Immunsystems aufhalten und die Lebensqualität und Lebenserwartung erhöhen - die HIV-Infektion heilen kann sie aber nicht! Nichtsdestotrotz kam es seit 1996 - durch die enormen Fortschritte in der antiretroviralen Therapie - zu einem beachtlichen Rückgang an neuen Erkrankungen.

Weiters wird von den AIDS-Hilfen Österreichs (2008) berichtet, dass eine HAART nur dann sinnvoll ist, wenn sie diszipliniert eingenommen wird. Das stellt hohe Anforderungen an den Patienten, sowie auch an die behandelnden Ärzte. Die Anpassung des Therapieplans auf die individuellen Lebensgewohnheiten des Patienten ist unbedingt erforderlich. Um einen optimalen Behandlungseffekt erreichen zu können, ist es unerlässlich, dass die Medikamente in der richtigen Dosierung, zum richtigen Zeitpunkt und teilweise unter Berücksichtigung von Mahlzeiten eingenommen werden. Bei mangelhafter Therapietreue - welche im Fachjargon als Adhärenz bezeichnet wird - kommt es zu unerwünschten oder ausbleibenden Wirkungen und das Risiko der Resistenzentwicklung steigt. Neben der CD4-Zellzahl kann auch die Viruslast - die Menge der Viren im Blut - Auskunft über die Effektivität der Therapie geben (Die AIDS-Hilfen Österreichs, 2008).

Gemäß dem Bundesministerium für Gesundheit (2012) gibt es österreichweit in sieben Bundesländern Behandlungszentren für HIV und an AIDS erkrankte Patienten. In den Zuständigkeitsbereich von Wien fallen aus diesem Grund auch die Länder Niederösterreich und das Burgenland. In Wien gibt es für Betroffene - neben den HIV-Stationen der Baumgartner Höhe (Pavillon Annenheim) und des

4

AKHs - die Möglichkeit HIVmobil in Anspruch zu nehmen. HIVmobil (2009) ist eine HIV spezifische, medizinische Hauskrankenpflege, die 1999 in Wien gegründet wurde. Dieses Service gilt als anerkannte Einrichtung des Fond Soziales Wien und wird im hohem Maß vom Lifeball gefördert. Eine enge Zusammenarbeit mit den beiden stationären Einrichtungen, sowie speziell geschultes diplomiertes Gesundheits - und Krankenpflegepersonal stellen sicher, dass auf Veränderungen der Klienten adäquat reagiert werden kann.

Wie andere chronische Erkrankungen ist auch HIV oftmals mit physischen, emotionalen und sozialem Leid verbunden. Gefühle der Depression, Aggression, Angst sowie auch der Trauer begleiten den HIV-Positiven. Ermann und Waldvogel (1992, S. 47-48) beschreiben als häufige soziale und emotionale Belastungen die soziale Isolation, Stigmatisierung, Diskriminierung, persönliche Schuldzuweisungen und das Gefühl der Hilflosigkeit.

Laut den AIDS-Hilfen Österreichs (2008) löst die Tatsache einer HIV-Infektion, durch die plötzliche und unerwartete Einschränkung der Lebensperspektive, eine erhebliche Irritation, existentielle Angst und Verunsicherung aus. Die HIV-Erkrankung wird als paradoxe Situation - nämlich gesund und gleichzeitig krank zu sein - beschrieben. Aufgrund der Infektion verlieren einige HIV-Infizierte Menschen zeitweilig jegliches soziale/zwischenmenschliche/sexuelle Interesse. Reale und „eingebildete" Benachteiligungen können aufgrund der Verschränkung von innerer und äußerer Realität oftmals schwer unterschieden werden. Immunstatusuntersuchungen lösen meist schon im Vorfeld unangenehmen Stress aus, was wiederum als enorm belastend empfunden wird. HIV-positiv zu sein ist für Betroffene ein allgegenwärtiger Zustand. Auch wenn eine Bewältigung oder Neuorientierung gelingt, kann es immer wieder zu Einbrüchen und depressiven Verstimmungen kommen.

1.2 Ziel der Arbeit

Ziel dieser Arbeit ist es, mit einer Literaturarbeit die Auswirkungen der Diagnose HIV/AIDS auf die gesundheitliche Versorgung im Akutspital aus Sicht der Betroffenen, sowie die Einstellung des Krankenhauspersonals gegenüber HIV/AIDS Patienten aufzuzeigen.

2 Methodik

Zur Beantwortung der Fragestellungen wurde eine Literaturrecherche durchgeführt. Nach Kleibel und Mayer (2011, S. 25) ist eine Literaturrecherche mehr als eine ungezielte Suche nach Fachliteratur im Internet oder in Bibliotheken– es handelt sich vielmehr um einen Suchprozess. Vor jeder Literaturrecherche sollte genau klar sein wonach man suchen will, daher muss noch vor der eigentlichen Recherche das Thema gewählt und die Fragestellung festgelegt werden (Kleibel, Mayer, 2011, S. 26). Im folgenden Kapitel werden die Fragestellungen (F), sowie die Suchstrategie dargestellt.

2.1 Fragestellungen

Laut Kleibel und Mayer (2011, S. 28) gibt es für die Formulierung einer Fragestellung kein Patentrezept. Es macht einen Unterschied, ob man globale Fragen oder präzise Fragen zu einem Thema stellen möchte. Das PIKE – Schema nach Behrens und Langer (2010, S. 124-127) soll laut Kleibel und Mayer (2011, S. 30) eine Hilfestellung zur präzisen Formulierung von Fragestellungen geben, die auf klinische Interventionen und deren Wirkungsweisen zielen. Aufgrund der Themenwahl wurde zur Formulierung der Fragestellungen das PS – Schema nach Schneider (2008, S. 15) gewählt, da sich dieses für qualitative Fragestellungen eignet. Aus der Zielsetzung wurden folgende zwei Fragestellungen formuliert:

F1: Wie wirkt sich die Diagnose HIV/AIDS auf die gesundheitliche Versorgung im Akutspital aus Sicht der Betroffenen aus?

F2: Welche Einstellung haben Gesundheitsdienstleister aus eigener Sicht gegenüber HIV-Positiven Patienten?

2.2 Suchstrategie

Zur Beantwortung der Fragestellungen wurde eine Literaturrecherche durchgeführt. Die Suchstrategie erfolgte in den Prozessschritten der Identifikation mit Selektion und der Bewertung nach Kunz et al. (2009, S. 10 – 42).

Identifikation mit Selektion:

In der ersten Phase wurde der Interessensgegenstand bestimmt, welcher, wie bei Kleibel und Mayer (2011, S. 25) beschrieben, die prinzipielle Wahl des Themas, die sogenannte Grobrecherche und das erste Einlesen in das Gebiet umfasst. Laut Kunz et al. (2009, S. 22) ist es für die Identifikation relevanter Literatur unabdingbar, bei der Literatursuche gründlich und systematisch vorzugehen. Des Weiteren beschreiben Kunz et al. (2009, S. 22) die Literatursuche als einen mehrstufigen, iterativen Vorgang.

Dieser Prozess wird im folgenden Abschnitt beschrieben:

Zur Identifikation relevanter, wissenschaftlicher Literatur wurde im Zeitraum von Juli 2012 bis Jänner 2013 eine Literaturrecherche durchgeführt. Die Literaturrecherche wurde über den Datenbankanbieter EBSCO-Host in den Datenbanken Medline, CINAHL und Academic Search Premier durchgeführt. Weiters wurde über die Suchmaschine Google recherchiert. Ergänzend wurde die Berrypicking-Methode (Bates, 1989, zit. aus Kleibel, Mayer, 2011, S. 65) verwendet. Diese Methode geht laut Bates (1989, zit. aus Kleibel, Mayer, 2011, S. 65) von der Vorstellung aus, dass man ein Gebiet mehr oder weniger systematisch durchforstet und somit eine Suche nicht nur rein linear mit einer Suchabfrage abgeschlossen ist. Man lässt sich durch die gefundene Literatur inspirieren und stößt dadurch immer wieder auf neue Fundgebiete.

Zudem wurde eine Handsuche in den Bibliotheken der Hauptuniversität Wien und der Pflegeakademie der Barmherzigen Brüder Wien durchgeführt. Für eine Publikation musste auf den Dokumentenlieferdienst Subito zurückgegriffen werden, alle anderen Artikel waren frei erhältlich.

Es wurden die Suchbegriffe „HIV", „HIV patients", „stigma", „discrimination", „experience", „hospital", „health care providers", „nurses", „fear", „professionals", „health professionals", „health care service", „attitude", and „health care" in unterschiedlichen Variationen verwendet, die mit dem Bool'schen Operator „AND" verbunden wurden: Der Suchablauf kann dem Suchprotokoll (siehe Anhang 1) entnommen werden.

Zur Verfeinerung der Suchergebnisse wurden die in Tabelle 1 aufgelisteten Ein-und Ausschlusskriterien definiert.

Tab.1: Ein – und Ausschlusskriterien

Kategorien	Einschlusskriterien	Ausschlusskriterien
Population F1	HIV – Infizierte Patienten	Patienten ohne HIV-Infektion
Population F2	Gesundheitsdienstleister (Pflege obligat eingeschlossen)	andere Berufsgruppen
Alter	Erwachsene ab 18 Jahre	Kinder
Bedürfnisse F1	Auswirkung auf gesundheitliche Versorgung	Auswirkung auf andere Bedürfnisse des Lebens
Einstellung F2	Einstellung gegenüber Versorgung HIV Kranker	Einstellung gegenüber anderen Patientengruppen
Setting	Akuteinrichtungen	Langzeiteinrichtungen, häusliche Pflege
Publikationsart	Qualitative – und quantitative Studien, Systematic Reviews, Metaanalysen	nicht wissenschaftliche Literatur
Publikationszeitraum	Literatur ab Jahr 2000	ältere Literatur
Sprache	englisch- und deutschsprachige Literatur	anderssprachige Literatur

Die Relevanz der Studien wurde zunächst anhand der definierten Ein – und Ausschlusskriterien ermittelt. Im zweiten Schritt wurden die Titel der identifizierten Literatur gelesen. Die Abstracts jener Studien, die relevant erschienen, wurden in weitere Folge bearbeitet. Im Anschluss wurden die Volltexte der verbleibenden Studien analysiert. Auf diese Weise konnten zweiundzwanzig Studien zur Bewertung der Volltexte selektiert werden. Der detaillierte Selektionsprozess wird in Abbildung 1 dargestellt.

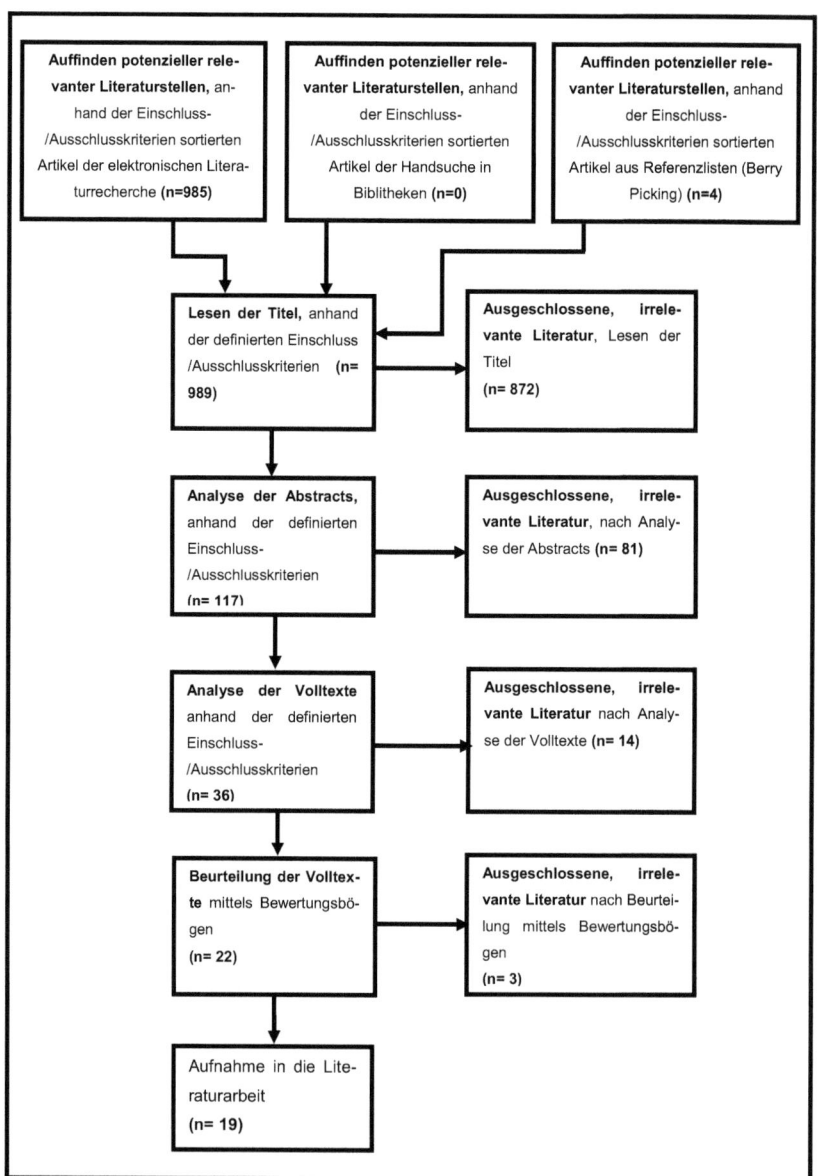

| Auffinden potenzieller relevanter Literaturstellen, anhand der Einschluss-/Ausschlusskriterien sortierten Artikel der elektronischen Literaturrecherche (n=985) | Auffinden potenzieller relevanter Literaturstellen, anhand der Einschluss-/Ausschlusskriterien sortierten Artikel der Handsuche in Biblitheken (n=0) | Auffinden potenzieller relevanter Literaturstellen, anhand der Einschluss-/Ausschlusskriterien sortierten Artikel aus Referenzlisten (Berry Picking) (n=4) |

Lesen der Titel, anhand der definierten Einschluss /Ausschlusskriterien **(n= 989)**

Ausgeschlossene, irrelevante Literatur, Lesen der Titel **(n= 872)**

Analyse der Abstracts, anhand der definierten Einschluss-/Ausschlusskriterien **(n= 117)**

Ausgeschlossene, irrelevante Literatur, nach Analyse der Abstracts **(n= 81)**

Analyse der Volltexte anhand der definierten Einschluss-/Ausschlusskriterien **(n= 36)**

Ausgeschlossene, irrelevante Literatur nach Analyse der Volltexte **(n= 14)**

Beurteilung der Volltexte mittels Bewertungsbögen **(n= 22)**

Ausgeschlossene, irrelevante Literatur nach Beurteilung mittels Bewertungsbögen **(n= 3)**

Aufnahme in die Literaturarbeit **(n= 19)**

Abb. 1: Flussdiagramm

Bewertung:

Eine kritische Bewertung von Literatur setzt voraus, dass ein analysierendes Lesen stattgefunden hat. Unter Kritik wird hier der Prozess der objektiven und kritischen Bewertung eines Forschungsberichtes verstanden, wodurch der Wert einer Studie bestimmt werden kann (LoBiondo-Wood, Haber, 2005, S. 63-64). Laut Kleibel und Mayer (2011, S. 33) müssen die identifizierten Informationen einer kritischen Bewertung unterzogen werden, bevor man sie als Wissensquelle verwenden darf. Die Bewertung soll zum Einen nach Relevanz der Literatur und zum Anderen nach formalen und inhaltlichen Qualitätskriterien erfolgen. Zudem geben Kleibel und Mayer (2011, S. 33) zu bedenken, dass die gefundene Literatur nicht immer von einheitlich hoher Qualität ist und die Quelle als auch der Inhalt immer kritisch überprüft werden sollen.

Die vorselektierte Literatur wurde somit ihrem Forschungsansatz und Design entsprechend beurteilt. Für die qualitativen Studien wurde die Lesehilfe „Kritische Beurteilung von Qualitativen Studien" von Behrens und Langer (2004) verwendet. Die quantitative Literatur wurde mittels der Beurteilungshilfe „Kritische Würdigung wissenschaftlicher Publikationen" (Saxer, 2003, zit. aus Wood – Dauphinee, Küchler, 2004) analysiert. Schlussendlich konnten neunzehn relevante Studien zur Beantwortung der Fragestellungen herangezogen werden.

3 Ergebnisse

In diesem Kapitel werden die Ergebnisse dargestellt.

3.1 Tabellarische Darstellung der Studien

Im folgenden Abschnitt werden zuerst die Studien zur ersten Fragestellung tabellarisch dargestellt. Danach folgt die tabellarische Darstellung der Studien zur zweiten Fragestellung.

Tab.2: Tabellarische Darstellung der Studien zu Fragestellung 1

Autor, Jahr, Land	Ziel	Studiendesign & Stichprobe	Datensammlung & Datenanalyse	Kategorien/Themen
Dawson-Rose et al. (2005), USA	Untersuchung der Erfahrungen HIV-Positiver Drogenabhängiger im Gesundheitsbereich	- Qualitative Studie - HIV-Positive (n = 161) - Alter: MW: 35; SD: 7 - 50% Männer, 47% Frauen, 3% Transfrauen	**Sammlung:** Tiefeninterview Fragebogen **Analyse:** Inhaltsanalyse nach Strauss & Corbin (1990)	**Versorgungsbarrieren:** 1. Annahmen über HIV und Drogengebrauch 2. Über HIV zu nachzudenken, heißt HIV zu haben 3. Negative Erfahrungen mit der HIV Diagnose 4. Negative Interaktionen mit Gesundheitsdienstleistern 5. Probleme sich im Gesundheitssystem zurechtzufinden **Versorgungsvermittler:** 1. Wie ein Familienmitglied und Freund behandelt werden 2. Versorger, der keine Vermutung aufstellt und zuhört 3. Versorger, der die Wahrheit sagt oder „es direkt sagt"
D'Cruz (2008), Indien	Beobachtung der Familienpflege von Betreuungspersonen und Pflegeempfänger im Kontext von HIV/AIDS	- Qualitative Studie - HIV-Positive Betreute (n = 7) - HIV-Positive Betreuer (n = 5) - HIV negative Betreuer (n = 5) - Alter: m: 26 – 36; w: 27 – 60 - 9 Männer, 8 Frauen	**Sammlung:** Interview nach van Manen (1998) **Analyse:** Datenanalyse nach van Manen (1998)	**Betreute:** 1. Verlust der Autonomie 2. Familiäre Beziehungen neu definieren **HIV-Positive Betreuer:** 1. Lernen wem man vertrauen kann **HIV negative Betreuer:** 1. Kampf um die Verlängerung des Lebens des Betreuten
Kinsler et al. (2007), Californien	Aufzeigen stigmatisierender Einstellungen von Gesundheitsdienstleistern gegenüber HIV-Positiven	- Prospektive, quantitative Studie - HIV-Positive (n = 223) (Basiserhebung) - HIV-Positive (n = 171) (Follow up Nach 6 Monaten) - Alter: 35 – 49 Jahre - 80% Männer, 20% Frauen	**Sammlung:** Fragebogen „HCSUS Scale" : Cronbach α: 0,90 5 Punkte Likert Skala **Analyse:** Stata 8.0	**Stigmaerfahrung durch Gesundheitsdienstleister:** 1. Unwohlgefühl aufgrund der Betreuung 2. Minderwertige Behandlung oder Behandlung als minderwertiges Wesen 3. Vermeidung von Kontakt 4. Verweigerung der Betreuung **Zugang zum Gesundheitswesen**
Rintamaki et al. (2007), USA	Beschreibung der Sichtweise und Erfahrungen von Patienten bezüglich HIV Stigma in Kontext Gesundheitsversorgung	- Qualitative Studie - HIV-Positive (n= 50) - 2 Gruppen: → Fokusgruppe → „one-on-one" Interview - Alter: 24 – 70 - Nur Männer	**Sammlung:** Stadium 1: Halbstrukturiertes Interview Stadium 2: Tiefeninterview **Analyse:** latenten Inhalts- und konstanten Vergleichstechniken	1. Verhalten 2. Bereitstellung von Betreuung

MW: Mittelwert; SD: Standardabweichung

14

Tab.2: Fortsetzung: Tabellarische Darstellung der Studien zu Fragestellung 1

Autor, Jahr, Land	Ziel	Studiendesign & Stichprobe	Datensammlung & Datenanalyse	Kategorien/Themen
Sayles et al. (2007), USA	Aufzeigen von Stigmaerfahrungen – und wahrnehmungen HIV-Positiver Männer und Frauen	- Qualitative Studie - HIV-Positive (n = 48) - 7 geschlechterspezifische Fokusgruppen - Alter: 35 – 49 - 54% Frauen, 46% Männer	**Sammlung:** Gruppendiskussionen mit offenen Fragen **Analyse:** Explorative Pile – Sort Technik nach Lincoln und Guba (1985)	**Stigma within the Healthcare System:** 1. Bewältigung von Schuldzuweisungen und Stereotypen 2. Angst vor Übertragung 3. Bewältigung von Enthüllungen 4. Neuverhandeln von Gesellschaftsverträgen
Sohler et al. (2007), USA	Betrachtung der Häufigkeit, Zuordnung und Ursprünge von Diskriminierung HIV-Positiver im Gesundheitsbereich sowie etwaige Assoziationen	- Quantitative Studie - HIV-Positive (n = 523) - Alter: MW: 45; SD: ? - 374 Männer, 149 Frauen	**Sammlung:** Interview (ACASI - Technologie) aus standardisiertem Fragebogen inklusive 3 Skalen **Analyse:** Qui – Square Statistic Multivariable Analysen (p<0,20), Lineare Regressionsanalyse, Post - hoc Analyse	**Erfahrene Diskriminierung: Häufigkeit, Zuordnung und Ursprünge:** - 39,6% (n = 207) hatten mindestens eine, der möglichen 3 Arten von Diskriminierung erfahren →31,2% (n = 163) wurde Feindseligkeit oder fehlender Respekt entgegengebracht →30,2% (n = 158) wurde weniger Aufmerksamkeit zuteil →16,1% (n = 84) wurde Betreuung verweigert - HIV wurde am Häufigsten als Grund für Diskriminierung vermutet (59,8%, n = 122) **Teilnehmercharakteristiken und Diskriminierung:** - junge, weiße Frauen, mit Hochschulabschluss, längerer HIV Infektion, schlechterem selbsteingeschätzten Gesundheitszustand und Einnahme rezeptfreier Opioide → eher diskriminiert worden
Surlis und Hyde (2001), Irland	Aufzeigen der Erfahrungen von HIV-Positiven Patienten mit Hospitalisation – im Besonderen mit Pflege.	- Qualitative Studie mit Grounded Theorie Ansatz - HIV-Positive (n= 10) - Alter: 29 - 50 - 7 Männer, 3 Frauen	**Sammlung:** Tiefeninterviews **Analyse:** Inhaltsanalyse	1. Die Einstellungswahrnehmung der Studienteilnehmer von den Krankenpflegepersonen 2. Schichtung von Stigma 3. Die Einstellung der Teilnehmer zu getrennter Pflege 4. Die Bedeutung der Vertraulichkeit in Bezug auf ihre Betreuung
Thi et al. (2008), Vietnam	Identifikation der Erfahrungen von HIV - Infizierten Personen in Bezug auf Stigma und Diskriminierung	- Qualitative Studie - HIV-Positive (n= 53) - 7 Gruppen: → männliche Drogenabhängige (18-25 Jahre und >25 Jahre) → weibliche Prostituierte (18-25 Jahre und >25 Jahre) → andere Männer und Frauen	**Sammlung:** Halbstrukturiertes Interview **Analyse:** "Opencode Software"	1. Einstellungen, Fehlwahrnehmung und negative Medienrepräsentation, die zu Stigma gegenüber PLHIV führen 2. Diskriminierung in diversen vietnamesischen Gesellschaftsbereiche wie Familie, Gemeinde, Gesundheitssektor und Arbeitsplatz 3. Stigma und Diskriminierung die in negativen Resultaten für PLHIV enden

Tab.2: Fortsetzung: Tabellarische Darstellung der Studien zu Fragestellung 1

Autor, Jahr, Land	Ziel	Studiendesign & Stichprobe	Datensammlung & Datenanalyse	Kategorien/Themen
Varas-Diaz et al. (2005), USA	Untersuchung wahrgenommener Stigmainstanzen von HIV/AIDS Patienten, die Rolle sozialer Interaktionen und die Konsequenzen von Stigma auf das tägliche Leben	- Qualitative Studie - HIV-Positive (n = 30) - 3 Gruppen für die häufigsten Übertragungsmöglichkeiten - Alter: MW: 39; SD: ? - 16 Männer, 14 Frauen	**Sammlung:** Halbstrukturiertes Tiefeninterview mit 40 offenen Fragen **Analyse:** QSR NVivo Software, Version 1.1 Analyse nach Ander – Egg (1980, 2003) Verfahren nach Miller (2001)	1. Stigma und Familienangehörige 2. Stigma und Freunde 3. Stigma und Sexualpartner 4. Stigma und Arbeitskollegen 5. **Stigma und Fachleute im Gesundheitswesen**
Zhou (2008), China	Exploration der Erfahrungen im Gesundheitswesen von HIV/ AIDS Patienten	- Qualitative Studie - HIV-Positive (n = 21) - Alter: 21 – 46 - 15 Männer, 6 Frauen	**Sammlung:** Halbstrukturiertes Tiefeninterview **Analyse:** NVivo Software	1. Verzögerte HIV Diagnose und Bedarf an psychischer Unterstützung 2. Zugang zu gesundheitlicher Versorgung: Anstrengungen, Vertraulichkeitssorgen und Angst vor Diskriminierung 3. Erfahrungen mit der Medikamenteneinnahme 4. Interaktionen mit Gesundheitsdienstleistern: „psychischer Pfeiler" und erfahrene Diskriminierung
Zukoski und Thorburn (2009), USA	Erhebung der Erfahrungen von Stigma und Diskriminierung HIV-Positiver Personen im Gesundheitsbereich	- Qualitative Studie - HIV-Positive (n= 22) - Alter: 18 - >50 Jahre - 9 Männer, 7 Frauen	**Sammlung:** „face-to-face" Interview mit 22 Fragen **Analyse:** Inhaltsanalyse	1. Anbieter verhielten sich, als ob sie Angst vor den Partizipanten hätten 2. Anbieter verhindern oder verweigern die Behandlung 3. Anbieter behandelten Partizipanten anders als andere Patienten

Tab.3: Tabellarische Darstellung der Studien zu Fragestellung 2

Autor, Jahr, Land	Ziel	Studiendesign & Stichprobe	Datensammlung & Datenanalyse	Kategorien/Themen
Andrewin und Chien (2008), Belize	Untersuchung der stigmatisierenden und diskriminierenden Einstellung von Pflegepersonen und Ärzten gegenüber HIV/AIDS Patienten	- Querschnittstudie - Pflegepersonen und Ärzte (n = 230) - Alter: MW: 36,8; SD: 8,5 - 25% Männer, 75% Frauen - mindestens 6 Monate durchgehend aktiv arbeitend	**Sammlung** Fragebogen mit geschlossenen Fragen Likert Skalen Instrument: Cronbach α: 0,71, 0,60 und 0,82 **Analyse:** SPSS, ANOVA, t-Tests	**Stigma:** - Einstellung zu Beschuldigung/Strafe: Höchster Stigmatisierungswert (MW:3,14;SD:1,43) - Einstellung zu erzwungenen Maßnahmen - Einverständnis HIV/AIDS Patienten zu behandeln **Diskriminierung:** - denselben Zeitaufwand für jeden Patienten - HIV Status Kollegen [höchster Diskriminierungswert (MW:1,37;SD:0,79)] oder Bekannten erzählen - HIV-Positive Patienten an Kollegen abgeben - Patienteneinverständnis für HIV Test einholen
Aghamolaei et al. (2009), Iran	Erhebung der Einstellung von Gesundheitsdienstleister gegenüber HIV/AIDS Patienten	- Querschnittstudie - Gesundheitsdienstleister (n = 250) -aus Ärzten, Pflegepersonen, Labortechnikern - Alter: MW: 31,3; SD: 7,3 - 24,4% Männer, 76,6% Frauen	**Sammlung:** Zweiteiliger Fragebogen: demographische Daten und Items zur Einstellung 5 Subskalen mit 5 Punkt Likert Skalen: Cronbach α: 0,67, 0,72, 0,76, 0,79 und 0,87 **Analyse:** SPSS 13.0, Student´s t – test, ANOVA	Emotionen gegenüber Menschen mit HIV/AIDS: - Mehrheit positive Emotionen gegenüber Menschen mit HIV/AIDS **Arbeiten mit HIV/AIDS Patienten:** - 88,8% für separate Stationen; 96,4% für die Information über positiven Serostatus; 79,2% für die Markierung von Betten; 93,6% für eine total sichere und geschützte Betreuung; 90,8% für die Aufklärung der Verwandten und Sexualpartner, auch ohne Patientenzustimmung **Effektivität der Betreuung:** - 82% glauben, dass die Lebensqualität von HIV/AIDS Patienten durch Beratung verbessert werden kann **Angst vor Übertragung:** - 48% haben Angst im Krankenhaus mit HIV/AIDS Patient Kontakt zu haben; 66% hatten die Sorge sich bei der Betreuung anzustecken; 48,2% waren vom Gedanken HIV/AIDS Patienten zu betreuen beunruhigt **Bereitschaft zur Betreuung:** Mehrheit bereit HIV/AIDS Patienten zu betreuuen
Chen et al. (2004), China	Beschreibung des Wissens über und die Einstellung von chinesischen Pflegepersonen zu HIV/AIDS	- deskriptive, Querschnittstudie - Pflegepersonen (n= 182) - Alter: MW: 37,42; SD: 8,66 - 2% Männer, 98% Frauen - Rücklaufquote 95% (n= 177)	**Sammlung:** Fragebogen aus 3 Instrumenten: Wissens - und Einstellungsumfrage, Wissensassessment, HIV Einstellungsfragebogen; Instrumente: Cronbach α: 0,73, 0,70 und 0,70 **Analyse:** SPSS 10.0	**Einstellung und Verhalten:** - die Hälfte der Partizipanten hatten Angst HIV zu bekommen - 49,4% vermieden Kontakt mit HIV-Positiven Patienten → davon sorgten sich mehr als die Hälfte und fühlten mit HIV Positiven

MW: Mittelwert; SD: Standardabweichung

17

Tab.3: Fortsetzung: Tabellarische Darstellung der Studien zu Fragestellung 2

Autor, Jahr, Land	Ziel	Studiendesign & Stichprobe	Datensammlung & Datenanalyse	Kategorien/Themen
Hossain und Kippax (2010), Bangladesh	Aufzeigen der HIV bezogenen diskriminierenden Einstellung von Gesundheitsdienstleistern	-Querschnittsstudie -Gesundheitspersonal (n= 526) - Ärzte, Pflegepersonen, Medizinische Techniker, Unterstützungspersonal - Alter: MW: 32 Jahre - 315 Männer, 211 Frauen	**Sammlung:** Fragebogen mit offenen Fragen 5 Punkte Likert Skala: Reliabilitätskoeffizient: 0,92 andere Skala bzgl. Wissen und Angst: Reliabilitätskoeffizienten: 0,71 und 0,91 **Analyse:** Bivariate Analyse der abhängigen und unabhängigen Variablen, ANOVA, Multiples lineares Regressionsmodell	-Diskriminierungsgrad steigt mit dem Alter (r=0,086;p<0,05), der Wichtigkeit von Religion (r=0,118;p<0,01) und Angst vor einer Übertragung (r=0,583;p<0,001) -Diskriminierung am Niedrigsten bei geschultem Personal (r=-0,416;p<0,001) und bei Wissen über die Übertragungsmöglichkeiten (r=-0,518;p<0,001) -weibliche, geschulte Teilnehmer aus Nicht-Lehrkranken-häusern hatten die geringste diskriminierende Einstellung
Li et al. (2009), China	Identifikation von HIV/AIDS bezogenem Stigma chinesischer Gesundheitsdienstleister	- randomisiert, quantitative Studie - Gesundheitspersonal (n=1.101) - Ärzte, Pflegepersonen, Laborpersonal - Alter: 26% unter 30 Jahre; 29% 41 oder älter, Rest ? - 283 Männer, 818 Frauen	**Sammlung:** Fragebogen mit „individual attitudes" und „social norms" Skalen Cronbachs α:0,72, 0,73, 0,83, 0,71 und 0,85 **Analyse:** Differenz aus den Items der Skalen nach Rogers (2003) und t - Tests	1. HIV-Positive sollten legal von der restlichen Bevölkerung getrennt werden: 12% negative Einstellung; 27% positiv 2. die Namen HIV-Positiver sollten zum Schutz anderer öffentlich genannt werden: 6% negativ, 17% positiv 3. HIV-Positive durch Sex oder Drogenkonsum haben nichts anderes verdient: 5% negativ, 54% positiv 4./5. HIV-Positive durch Sex oder Drogenkonsum verdienen gute Behandlung: Sex →12% negativ,18% positiv; Drogen: 14% negativ, 15% positiv
Mbanya et al. (2001), Cameroon	Identifikation von Wissen, Einstellung und Training der Pflegepersonen über HIV/AIDS	- Qualitative und quantitative Studie - Gesundheitsdienstleister (n=107) Alter: MW: 36,5; SD: 10,2 (range 19-59 Jahre) Pflegepersonen, Laborpersonal und Hebammen 56 Frauen, 51 Männer 100% Rücklaufquote - AIDS Patienten (n= 62) - Alter: MW: 33 (range: 16-60) - 63% Frauen, 37% Männer	**Sammlung:** Fragebogen für Pflegepersonen mit 52 Items und Strukturierte Interviews mit Patienten **Analyse:** EPI Info 6 SPSS 7.5	**Einstellung der Pflegepersonen:** - rund 39% verwendeten bei „gefährlichen" Interventionen Handschuhe - für 65% (n= 107) der Partizipanten zählten das Fußboden und Oberflächen reinigen zu gefährlichen Übertragungsmöglichkeiten für HIV/AIDS - 17% (n= 107) wollten die Isolation von HIV/AIDS Patienten - 7,5% (n= 107) fanden, dass HIV/AIDS Patient ihr Schicksal verdienen - 12% (n= 107) würden AIDS Patienten mit Verachtung behandeln

MW: Mittelwert; SD: Standardabweichung; p: Signifikanzwert; r: Korrelationskoeffizient

Tab.3: Fortsetzung: Tabellarische Darstellung der Studien zu Fragestellung 2

Autor, Jahr, Land	Ziel	Studiendesign & Stichprobe	Datensammlung & Datenanalyse	Kategorien/Themen
Reis et al. (2005), Nigeria	Erhebung der Einstellung von Gesundheitsdienstleistem gegenüber HIV - Infizierten Personen	- Randomisierte, quantitative Studie - Gesundheitsdienstleister (n=1.021) - Ärzte, Pflegepersonen, Hebammen - Alter: 20 – 67 Jahre - 335 Männer, 683 Frauen - 93% Rücklaufquote	**Sammlung:** Fragebogen mit 104 Items **Analyse:** Stata 7.0	**Behandlung von HIV-Positiven:** - Verweigerung: 9% (n= 1.018) - beobachteter verbaler Missbrauch: → 27% (n= 1.018) - Verschwendung von Ressourcen: → bei Infektionen 12% (n= 1.018) → generell 8% (n= 1.000)
Sadoh et al. (2006), Nigeria	Beurteilung des Wissens und des Diskriminierungspotentials von Gesundheitsdienstleistern, sowie der beeinflussenden Faktoren	- Randomisierte, quantitative Studie - Gesundheitsdienstleister (n= 345) - Ärzte, Pflegepersonen, Hilfspersonal, Laborpersonal und andere - Alter: 18 – 58 Jahre - 55 Männer, 290 Frauen	**Sammlung:** prägetesteter, semistrukturierter Fragebogen **Analyse:** Epi Info 6.1 Chi – Square Test	- Bereitschaft des Gesundheitspersonals HIV/AIDS Patienten zu behandeln: 15% (n= 345) lehnen das Vitalzeichen messen, 13% (n= 345) körperliche Untersuchung und 25% (n= 345) invasive Eingriffe ab - der Effekt von Handschuhen auf die Bereitschaft HIV/AIDS Patienten zu behandeln: Reduktion der Ablehnung auf 12% (n= 345), 10% (n=345) und 11% (n= 345) - Einstellung des Personals zu HIV/AIDS Patienten basierend auf die Art der Übertragung: rund 35% (n= 345) gegenüber bi – und homosexuellen Patienten eine negative Einstellung

3.2 Synthesen

Im folgenden Abschnitt werden neunzehn Studien – zur Beantwortung der Fragestellungen – synthetisiert.

3.2.1 Das Verhalten als Barriere

HIV-Positive Betroffene erleben im klinischen Alltag von Gesundheitsdienstleistern eine Vielzahl unterschiedlicher Verhaltensmuster. Dawson-Rose et al. (2005) finden in einer qualitativen Studie heraus, dass die Art der Diagnoseübermittlung für HIV-Positive oftmals verletzend und demütigend ist. Teilnehmer berichten von dem auf sie erlegten Druck Therapieentscheidungen zu treffen. Beispielsweise Auch Varas-Diaz et al. (2005) können durch eine qualitative Studie mit HIV-Positiven Patienten einen Mangel adäquater Kommunikation durch Gesundheitsdienstleister und eine daraus resultierende Notwendigkeit der Eigentherapie identifizieren. Ein Teilnehmer erzählt: „Ja, wie ich zuvor schon sagte, als ich hospitalisiert wurde, fühlte ich mich von den Pflegepersonen zurückgewiesen. Nicht von den Ärzten, denn die kommen, sehen dich und gehen. Die Pflegepersonen die dich dort versorgen, du siehst gewöhnlich die Ablehnung, die Angst, den Mangel an Betreuung und Aufmerksamkeit" (Varas-Diaz et al., 2005, S. 180). Kinsler et al. (2007) zeigen in ihrer prospektiven, quantitativen Studie, dass HIV-Positive Patienten eine stigmatisierende Betreuung erleben. Beinahe 30% (n= 223) stimmen zumindest bei einer der vier Fragen über Stigmaerfahrungen zu. Bei der Follow Up Messung reagieren in etwa 10% der Partizipanten (n= 171) mit zustimmenden Antworten, wobei rund 20% (n= 171) zumindest eine Frage mit „Ja" beantworten. Neben den Stigmaerfahrungen wird auch der Zugang zum

Gesundheitswesen erhoben, wobei bei der Basiserhebung für ein Viertel (n= 223) und bei der Follow Up Messung für ein Fünftel (n= 171) eine Krankenhausaufnahme mit Schwierigkeiten einhergeht. Auch die Teilnehmer der qualitativen Studie von Rintamaki et al. (2007) sprechen über eine Vielfalt nonverbaler, problematischer Signale von Gesundheitsdienstleistern. Fehlender Augenkontakt, die Körpersprache, die Proxemik, Wut, Nervosität, Angst, Panik sowie auch Veränderungen im Verhalten werden von den Teilnehmern wahrgenommen. Teilnehmer werden von Gesundheitsdienstleistern verängstigt, verhöhnt und sie werden für ihr Schicksal beschuldigt. In der quantitativen Studie von Sohler et al. (2007) berichten 39,6% der HIV-Positiven Teilnehmer (n= 523) mindestens von einer der drei folgenden Formen von Diskriminierung im Gesundheitsbereich. 31,2% der Partizipanten (n= 207) erleben Feindseligkeit oder fehlenden Respekt ihnen gegenüber. Weiters erfahren 30,2% (n= 207) von jemandem aus dem Gesundheitssystem weniger Aufmerksamkeit und 16,1% der Teilnehmer (n= 207) wird die Betreuung verweigert. Insgesamt durchleben bei Sohler et al. (2007) 12% der Partizipanten (n= 207) einen Typ, 17,2% (n= 207) zwei Typen und 10,3% (n= 207) alle drei Typen der Diskriminierung. Die HIV-Positiven Partizipanten von Varas-Diaz et al. (2005) berichten ebenfalls von subtilen Stigmaerfahrungen durch die Körpersprache der Gesundheitsdienstleister sowie dem Vermeiden von Interaktionen. Manche Teilnehmer verschweigen sogar ihren Serostatus um bessere Betreuung zu erfahren.

Rund 50% der teilnehmenden Gesundheitsversorger (n= 177) der deskriptiven Querschnittstudie von Chen et al. (2004) beschreiben ergänzend, dass sie Angst vor einer möglichen HIV Infektion haben. Ebenso beinahe die Hälfte der Teilnehmer (n= 177) antworten, dass sie den Kontakt mit HIV-Positiven vermeiden. Aghamolaei et al. (2009) zeigen in einer Querschnittstudie außerdem, dass beinahe 50% der teilnehmenden Gesundheitsdienstleister (n= 250) Angst vor dem Kontakt mit HIV/AIDS Patienten im Krankenhaus haben. Fast 70% der Teilnehmer (n= 250) sind besorgt, sich durch die Patientenbetreuung zu infizieren und knapp die Hälfte der Teilnehmer (n= 250) beunruhigt alleine der Gedanke an die Betreuung von HIV/AIDS Patienten. Auch die HIV-Positiven Partizipanten der qualitativen Studie von Zukoski und Thorburn (2009) geben an, dass sich Gesundheitsanbieter verhalten, als ob sie Angst vor ihnen hätten.

3.2.2 Die Bedeutung der Vertraulichkeit

Ein vertrauensvoller Umgang mit ihrer Erkrankung hat für HIV-Positive Patienten einen hohen Stellenwert. D´Cruz (2008) erheben in einer qualitativen Studie, dass die Aufrechterhaltung der Geheimhaltung ihrer Diagnose für die HIV-Positiven Studienteilnehmer eine Herausforderung darstellt. Über 50% (n= 7) berichten, keine Kontrolle über die Bekanntgabe ihrer Diagnose zu haben. Gesundheitsdienstleister teilen laut D´Cruz (2008) ohne Wissen und Einverständnis der Teilnehmer ihren Serostatus Familienangehörigen mit.

Auch Surlis und Hyde (2001) untersuchen in einer qualitativen Studie unter anderem den Stellenwert der Vertraulichkeit für HIV-Positive Patienten. Für das Wohlbefinden der meisten Teilnehmer ist ein taktvoller und diskreter Umgang mit ihrer Erkrankung wichtig. Über 90% der Teilnehmer (n= 250) von Aghamolaei et al. (2009) und über 50% der Gesundheitsdienstleister (n= 1.010) bei Reis et al. (2005) sind der Meinung, dass die Verwandten und-/oder Sexualpartner über den Status des Patienten informiert werden sollen, auch ohne dessen Einverständnis. Markierungen, die auf ihre Erkrankung hinweisen, werden bei Surlis und Hyde (2001) als Bruch der Vertraulichkeit empfunden. Eine Teilnehmerin schildert: „Ich glaube, die roten Punkte auf den Krankenakten sind für alle infektiösen Erkrankungen, aber ich weiß, das war etwas was für viele von uns sehr unangenehm war. Du verstehst, die Art wie Leute fragen... für was sind die roten Punkte? Und viele Frauen glauben, dass sie die einzigen mit roten Punkten sind... manche Familien wissen es nicht einmal, und das ist wirklich ätzend [...]." (Surlis, Hyde, 2001, S. 74). Ebenso berichten die Partizipanten von Rintamaki et al. (2007) von unangenehmen Markierungen (wie Schilder) durch Gesundheitsdienstleister, die ihre Krankheit somit für Außenstehende ersichtlich macht. Daneben stimmen knapp 60% der Gesundheitsanbieter bei Aghamolaei et al. (2009) und rund 50% der Teilnehmer von Reis et al. (2005) für eine obligate Kennzeichnung von Patientenbetten und-/oder Patientenkurven.

3.2.3 Auswirkungen und Art der Betreuung

Eine negative Einstellung gegenüber HIV/AIDS Patienten äußert sich oftmals in der Betreuungsqualität der Gesundheitsdienstleister. Die HIV-Positiven Teilnehmer von D´Cruz (2008) geben an, dass sie seit ihrer Diagnose von den meisten Betreuungszentren abgelehnt werden. Bei Rintamaki et al. (2007) werden die Partizipanten von den Gesundheitsdienstleistern ignoriert, erhalten eine unterdurchschnittliche Betreuung (z.B.: weniger Zeit und schlechtere Qualität) oder die Betreuung wird ihnen generell verweigert. Manche Teilnehmer berichten auch von psychischem und physischem Missbrauch. In der qualitativen Studie von Thi et al. (2008) schildern die HIV-Positiven Teilnehmer, dass sie beispielsweise ignoriert oder angestarrt werden. Zusätzlich ist der Umgang mit ihnen unfreundlich. Die Partizipanten geben auch an, dass Diskriminierung durch Krankenpfleger und Krankenträger häufiger vorkommt als durch Ärzte. Viele Teilnehmer merken zudem an, dass sie aufgrund ihrer bisherigen Erfahrungen nur in sehr ernsten Situationen eine Gesundheitsversorgung in Anspruch nehmen. Eine Betroffene erzählt: „Als ich aufgrund einer Fehlgeburt im 5 Monat meiner Schwangerschaft, ins Krankenhaus aufgenommen wurde, musste ich in einen Kreissaal extra für HIV-Positive Mütter. Ich kletterte auf die Entbindungsliege und lag dort alleine. Ich „gebar" schließlich ohne Hilfe. Ich lag eine Weile in den Wehen bis das Baby herauskam. Erst jetzt kam eine Hebamme herein und gab mir ein Stück Stoff. Sie sagte mir, dass ich mich säubern solle. Ich stieg von der Entbindungsliege herunter und setzte mich in einen Rollstuhl... ohne Hilfe" (Thi et al., 2008, S. 66). Auch bei Zukoski und Thorburn (2009) berichten die Teilnehmer, dass Gesundheitsanbieter ihnen die Behandlung verweigern, oder sie an Dritte verweisen. Manche geben an, dass Gesundheitsdienstleister den Kontakt zu ihnen abgebrochen haben. Patienten fühlen sich unterschiedlich behandelt, was sich durch aufdringliche Fragen, einer groben Betreuung und – /oder der Vermittlung von Ignoranz äußert. Auch in der qualitativen Studie von Sayles et al. (2009) geben die HIV-Positiven Partizipanten an, das Gefühl zu haben, aufgrund ihrer Diagnose eine unterdurchschnittlichere Betreuung zu erfahren. In der quantitativen Querschnittstudie von Hossain und Kippax (2010) kann gezeigt werden, dass der Diskriminierungsgrad mit steigendem Alter (r= 0,086; p< 0,05) und dem Stellenwert von Religion (r= 0,583; p< 0,001) zunimmt. Reis et al. (2005), die ebenfalls eine quantitative Studie zu diesem Thema durchgeführt haben, können aufzeigen, dass 9% der Gesundheitsdienstleister (n=

1.017) die Behandlung HIV - Infizierter Patienten verweigern und wiederum 9% (n= 1.018) die Behandlung schon einmal abgelehnt haben. 66% (n= 1.018) haben bereits Kollegen dabei beobachtet, wie sie einem HIV - Infizierten die Behandlung verweigerten und 43% (n= 1.016) haben gesehen, dass HIV Patienten von anderen nicht ins Krankenhaus aufgenommen wurden. Bei Reis et al. (2005) gibt keiner der Partizipanten (n= 1.015) an, jemals HIV - Infizierte verbal missbraucht zu haben, dennoch führen 27% (n= 1.018) an, andere Personen dabei beobachtet zu haben. 12% (n= 1.018) stimmen wiederum der Aussage zu, dass die Behandlung von opportunistischen Erkrankungen eine Verschwendung von Ressourcen ist und 8% der Partizipanten (n= 1.000) empfinden sogar die Behandlung von HIV-Positiven an sich als eine Ressourcenverschwendung. Auch 14% der Gesundheitsdienstleister (n= 250) bei Aghamolaei et al. (2009) bewerten die Behandlung von HIV/AIDS Patienten als eine Verschwendung von Ressourcen. In der quantitativen Studie von Li et al. (2009) sind rund 12% des Gesundheitspersonals (n= 1.100) sogar für eine legale Trennung HIV-Positiver von der restlichen Bevölkerung. Auch bei Mbanya et al. (2001) sprechen sich etwa 20% der Gesundheitsdienstleister (n= 62) für eine Isolation von HIV/AIDS Patienten aus. Ebenso erheben Hossain und Kippax (2010), dass 48,1% der Pflegepersonen (n= 135) der Meinung sind, dass HIV/AIDS Patienten nicht frei mit anderen Personen verkehren dürfen. Auch in der quantitativen Studie von Sadoh et al. (2006) sind nicht alle Partizipanten bereit HIV/AIDS Patienten zu behandeln. Rund 15% (n= 345) geben an, dass sie das Messen von Vitalzeichen und rund 13% (n= 345) eine körperliche Untersuchung bei HIV/AIDS Patienten verweigern. Die Ablehnung einer Behandlung ist bei invasiven Eingriffen mit 25% (n= 345) beinahe doppel so hoch. Mbanya et al. (2001) identifizieren in ihrer quantitativen und qualitativen Studie, dass 39% der Gesundheitsdienstleister (n= 107) bei „gefährlichen" Handlungen, Handschuhe anziehen. Für rund 65% (n= 107) zählen sogar das Fußboden und Oberflächen reinigen zu „gefährlichen" Übertragungsmöglichkeiten. Einige HIV-Positive Teilnehmer geben bei Sayles et al. (2007) an, dass sie von Gesundheitsdienstleistern wie „kontaminiert" behandelt werden. Auch Rintamaki et al. (2007) berichten von exzessiven und unterschiedlichen Sicherheitsvorkehrungen der Gesundheitsdienstleister. Sadoh et al. (2006) finden heraus, dass die Verwendung von Handschuhen die Ablehnung der Vitalzeichenkontrolle auf 12% (n= 345), der körperlichen Inspektion auf 10% (n= 345) und der invasiven Eingriffe auf nur noch etwa 11% (n= 345) reduziert. Die Ablehnung der Betreuung HIV-Positiver Patienten durch Gesundheitsdienstleister ist auch bei Varas-Diaz et al. (2005) eine der stigmatisierensten Situationen von denen berichtet wird.

3.2.4 Die Schichtung von Stigma

Die Erkrankungsursache nimmt oftmals Einfluss auf das Ausmaß der Stigmatisierung. Bei Andrewin et al. (2008) geben etwa 45% der Gesundheitsdienstleister an, dass sie für - durch Drogenabusus Erkrankte - weniger Mitgefühl verspüren, als für Infizierte durch Transfusionen. Knapp unter 35% der Gesundheitsdienstleister in der Studie von Sadoh et al. (2006) beschreiben ebenso, gegenüber HIV/AIDS Patienten aufgrund homo - und-/oder bisexueller Praktiken eine negative Einstellung zu haben. Weiters können Surlis und Hyde (2001) aufzeigen, dass die Erkrankungsursache Einfluss auf den Grad der Stigmatisierung nimmt. Ebenso vergleichsweise hoch ist dieser bei einer

Übertragung durch Drogenabusus. Die Teilnehmer von Sohler et al. (2007) thematisieren als möglichen Diskriminierungsgrund am Zweithäufigstens - eben der HIV Diagnose – mit beinahe 50% (n= 207) den Drogenmissbrauch. Die sexuelle Orientierung wird als Diskriminierungsgrund hingegen nur von Wenigen erwähnt. Zukoski und Thorburn (2009) finden ebenfalls heraus, dass manche HIV-Positive Partizipanten eine unterschiedliche Behandlung aufgrund von Stigma bezüglich anderer Faktoren wie Homosexualität und-oder früherem Drogenkonsum erfahren. Auch Surlis und Hyde (2001) stellen fest, dass die Tendenz stigmatisierender Einstellungen bei Pflegepersonen gegenüber sexuell Infizierten und-/oder Drogenabhängigen höher zu sein scheint.

3.2.5 Spezialabteilungen als Alternative

Eine Betreuung durch Experten wird von HIV-positiven Betroffenen oftmals bevorzugt. Spezialabteilungen werden bei Sayles et al. (2007) von den Partizipanten als eine der wenigen „sicheren" Orte beschrieben. Es wird auch seltener von Stigmaerfahrungen wie abfälligen Kommentaren, Ablehnung oder minderwertigere Betreuung durch HIV Experten berichtet. Bei Surlis und Hyde (2001) geben manche HIV-Positive Partizipanten eine Präferenz für die Betreuung auf speziellen Infektionsabteilungen gegenüber Allgemeinstationen an. Patienten würden dort nicht unter HIV-negativen Patienten sein, welche womöglich das Erleben von Unterschieden verstärken. Zudem erwähnen die Studienteilnehmer von Thi et al. (2008), dass sie von HIV-Spezialisten mit mehr Respekt behandelt werden. Hossain und Kippax (2010) können sogar aufzeigen, dass die Tendenz zur Diskriminierung bei geschultem Personal (r= -0,416; p<0,001) und bei einem adäquaten

Wissen über die Übertragungsmöglichkeiten (r= -0,518; p<0,001) am Geringsten ist. Aghamolaei et al. (2009) können darlegen, dass in ihrer Studie auch beinahe 90% der Gesundheitsdienstleister (n= 250) separate Stationen für HIV/AIDS Patienten bevorzugen.

3.2.6 Gesundheitsdienstleister als „psychische Pfeiler"

In der Studie von Dawson-Rose et al. (2005) werden von den Studienteilnehmern gute Erfahrungen mit Gesundheitsdienstleistern als Vermittler für Gesundheitsdienstleistungen beschrieben. Die Partizipanten berichten häufig über die Bedeutung von Geborgenheit, Vertrautheit und Unterstützung in einer Patienten-Versorger Beziehung. Auch die HIV-Positiven Teilnehmer von Surlis und Hyde (2001) sprechen von der hohen Bedeutung eines unterstützenden Umfeldes durch Krankenpflegepersonen. Eine Teilnehmerin erzählt: „Wenn du in dich gehst, fühlst du dich sehr verletzbar und du wartest darauf, verurteilt oder kritisiert zu werden [...] wenn du in einem Krankenhaus bist und dich krank fühlst, dann bist du sogar noch verletzbarer, also kann es wirklich einen Unterschied machen, psychologisch, ob dich eine Pflegeperson behandelt als ob du... ich hasse das Wort *normal*... wie jeden anderen Patienten" (Surlis, Hyde, 2001, S. 72). Zhou et al. (2008) zeigen in einer qualitativen Studie ebenso, dass das Gesundheitspersonal für HIV-Positive Patienten als wichtigste Bezugspersonen gelten. Die Beziehung zu Gesundheitsdienstleistern wird von den Teilnehmern als signifikantes Maß für ihre Gesundheit, ihre Lebensqualität und ihr Wohlbefinden angegeben. Das Gesundheitspersonal wird bei Zhou et al. (2008) als Hauptquelle für soziale Unterstützung genannt, als eine Art „psychischen Pfeiler", die oftmals als Einzige von der HIV Diagnose der Partizipanten Kenntnis haben.

3.3 Zusammenfassung der Ergebnisse

Die Art der Diagnoseübermittlung sowie eine Vielfalt nonverbaler Signale wie fehlender Augenkontakt, die Körpersprache, Mimik und Gestik, Wut, Angst, Distanz und die Art einer Berührung werden von den Partizipanten als stigmatisierendes Verhalten wahrgenommen. Exzessive Sicherheitsvorkehrungen oder auch die Verweigerung von Berührung werden erlebt (Zukoski, Thorburn, 2009; Kinsler et al., 2007; Rintamaki et al. 2007; Dawson-Rose et al., 2005; Varas-Diaz et al., 2005). Sicherheitsvorkehrungen wie Handschuhe reduzieren die Ablehnung von dem Gesundheitspersonal gegenüber HIV/AIDS Patienten minimal (Sadoh et al. 2006; Mbanya et al., 2001). Angst vor einer möglichen HIV Infektion ist oftmals der Auslöser für stigmatisierendes Verhalten (Aghamolaei et al., 2009; Zukoski, Thorburn, 2009; Chen et al., 2004). Markierungen, wie Schilder oder farbliche Kennzeichnungen, die auf die Infektion der Partizipanten hinweisen, stellen für einige ein Problem dar. Das Publikmachen ihrer Erkrankung bedeutet für die Teilnehmer eine Verletzung der Vertraulichkeit, die für ihr Wohlbefinden von großer Bedeutung ist (D'Cruz, 2008; Rintamaki et al., 2007; Surlis, Hyde, 2001). Viele Gesundheitsdienstleister sind dennoch der Meinung, dass Verwandte und-/oder Sexualpartner auch ohne das Einverständnis der Betroffenen über den positiven Serostatus informiert werden sollen (Aghamolaei et al., 2009; Reis et al., 2005). Manchen Teilnehmern berichten von der Verweigerung der Behandlung, oder dass sie zu anderen Anbietern geschickt werden. Einige sprechen davon ignoriert, angestarrt, verhöhnt, mit aufdringlichen Fragen belästigt oder für ihre Erkrankung beschuldigt zu werden. Die Erfahrung einer groben und einer unterschiedlichen beziehungsweise un-

29

terdurchschnittlichen Betreuung wird ebenfalls erwähnt. Manche berichten sogar von psychischem oder physischem Missbrauch. (Zukoski, Thorburn, 2009; D´Cruz, 2008; Kinsler et al., 2007; Rintamaki et al. 2007; Sohler et al., 2007). Einige Gesundheitsdienstleister lehnen das Messen von Vitalzeichen und die körperliche Untersuchung bei HIV /AIDS Patienten ab (Sandoh et al., 2006). Laut Reis et al. (2005) empfinden Studienteilnehmer die Behandlung von opportunistischen Erkrankungen und manche sogar die Behandlung von HIV-Positiven an sich als eine Verschwendung von Ressourcen. Bei jenen Studienteilnehmern, die kein adäquates Training in HIV /AIDS haben, ist die Chance eine Behandlung zu verweigern eher gegeben, als bei Anderen. Hossain und Kippax (2010) finden zudem heraus, dass die Tendenz zur Diskriminierung bei geschultem Personal mit adäquatem Wissen am Geringsten ist.

Die Art der Übertragung wird als Grund für das Ausmaß des erfahrenen Stigmas empfunden. Die Tendenz für eine stigmatisierende Haltung scheint beispielsweise bei sexuell Infizierten oder bei Drogenabhängigen eher gegeben zu sein, als bei anderen HIV-Positiven (Zukoski, Thorburn, 2009; Sohler et al., 2007; Surlis, Hyde, 2001). Auch die Gesundheitsdienstleister bestätigen mit ihren Aussagen die Existenz einer Schichtung von Stigma (Andrewin et al., 2008; Sadoh et al., 2006).

Infektionsstationen werden von Partizipanten als sichere Orte genannt und eine Präferenz gegenüber Normalstationen wird angegeben (Sayles et al., 2007; Surlis, Hyde, 2001). Manche haben von Spezialisten mehr Respekt als von anderem Gesundheitspersonal erfahren und die Tendenz zur Diskriminierung ist bei Experten geringer (Hossain, Kippax, 2010; Thi et al., 2008). Auch Gesundheitsdienstleister sprechen sich für eine separate Behandlung HIV-Positiver aus (Aghamolaei et al., 2009; Li et al., 2009; Mbanya et al., 2001).

Gesundheitsdienstleister werden von den HIV-Positiven Studienteilnehmern als „psychische Pfeiler" und als signifikantes Maß für ihre Gesundheit, ihre Lebensqualität und ihr Wohlbefinden betrachtet (Zou et al., 2008; Dawson-Rose et al., 2005; Surlis, Hyde, 2001).

4 Diskussion

HIV-positiv zu sein bedeutet – neben der physischen Belastung – vor allem emotionales und soziales Leid ertragen zu müssen (Ermann, Waldvogel, 1992, S. 47 – 48). In der wissenschaftlichen Literatur werden unterschiedlichste Auswirkungen der Diagnose HIV/AIDS auf die gesundheitliche Versorgung Betroffener im Akutspital thematisiert. Zusätzlich geben die Publikationen auch Aufschluss über die Haltung der Gesundheitsdienstleister gegenüber HIV/AIDS Patienten.

Alle Studien belegen, dass die Stigmatisierung und Diskriminierung von HIV-Positiven Menschen im Gesundheitsbereich auch noch im 21. Jahrhundert ihren Platz haben. Von Schwierigkeiten in ein Krankenhaus aufgenommen zu werden (Kinsler et al., 2007) über eine grobe, unterdurchschnittliche Betreuung (Rintamaki et al., 2007; Surlis, Hyde, 2001), bis hin zu einer generellen Behandlungsverweigerung (Zukoski, Thorburn, 2009; Sohler et al., 2007) wird von den Partizipanten berichtet.

Häufig wird auch die Diagnoseübermittlung von den Betroffenen als demütigend, sowie auch verletzend erlebt (Dawson-Rose, 2005). Neben den bereits genannten Belastungen, sowie der oftmals mangelhaften Kommunikation mit Gesundheitsdienstleistern, resultiert in weiterer Folge nicht selten die „Notwendigkeit" zur Eigentherapie und - /oder die Vermeidung von der Inanspruchnahme von Gesundheitsdienstleistungen (Thi et al., 2008; Varas-Diaz et al., 2005). Die Behandlung HIV-Positiver Menschen wird aus Sicht des Gesundheitspersonals als Verschwendung von Ressourcen angesehen und Unterschiede in der Betreuung sind keine Seltenheit (Andrewin et al., 2008; Reis et al., 2005).

Auch bei Servellen et al. (1988, zit. aus Rekab, Zadeh, 2011, S. 40) geben drei Viertel der Gesundheitsversorger an, dass sie die Versorgung von HIV/AIDS Patienten ablehnen.

D´Cruz (2008) zeigt, dass die Geheimhaltung der Diagnose HIV für Betroffene oftmals eine Herausforderung darstellt und als ein Kontrollverlust erlebt wird. Markierungen, wie bei Rintamaki et al. (2007) und Surlis und Hyde (2001) erwähnt, werden von HIV-Positiven Personen als indiskret und als Bruch der Vertraulichkeit empfunden. Surlis und Hyde (2001) kritisieren auch den sorglosen Umgang der Pflegepersonen mit vertraulichen Patienteninformationen. Diese Kritik wird durch die Ergebnisse von Aghamolaei et al. (2009) und Reis et al. (2005) unterstrichen, wo Gesundheitsdienstleister die Meinung vertreten, dass man Verwandte und-/oder Sexualpartner über den Serostatus Betroffener - auch ohne deren Einverständnis - informieren soll.

Gemäß Hossain und Kippax (2010) reicht das Wissen vieler Gesundheitsdienstleister über HIV/AIDS oftmals nicht aus, um eine adäquate Pflege leisten zu können. Sehr häufig resultiert unter anderem aus diesem „Unwissen" die Angst vor einer möglichen Infektion mit dem lebensbedrohlichen Virus (Aghamolaei et al., 2009; Zukoski, Thorburn, 2009; Chen et al., 2004). Juan (2004, zit. aus Rekab, Zadeh, 2011, S. 40) beschreibt sogar, dass rund ein Fünftel der Gesundheitsdienstleister aus Angst vor einer HIV Infektion den Pflegeberuf verlassen. Kermode et al. (2005, zit. aus Rekab, Zadeh, 2011, S. 42) stellen ebenso fest, dass Gesundheitsdienstleister beunruhigt über die Versorgung von HIV-Positiven Patienten sind und sie das Risiko einer Übertragung bei der Betreuung als hoch einstufen. Wiederum mangelt es diesem Gesundheitspersonal an adäquatem Wissen (Kermode et al, 2005; Juan, 2004, zit. aus Rekab, Zadeh, 2011, S. 40 – 42).

Das der Grad der Stigmatisierung mit der Erkrankungsursache korreliert, ist ein Phänomen, das sowohl von den HIV-Positiven Teilnehmern, als auch von den Gesundheitsdienstleistern bestätigt wird. So scheint die Tendenz stigmatisierender Handlungen gegenüber HIV - Infizierten aufgrund von Sexualpraktiken oder Drogenkonsum höher zu sein (Zukoski, Thorburn, 2009; Andrewin et al., 2008; Sohler et al., 2007; Sadoh et al., 2006; Surlis, Hyde, 2001).

Der Terminus „sicherer Ort" wird bei Sayles et al. (2007) von den HIV-Positiven Studienteilnehmern als Synonym für Spezialabteilungen verwendet. „Sicher" aus dem Grund, weil hier erfahrungsgemäß weniger Stigmatisierung erlebt wird. Zudem wird die Reduktion einer unterschiedlichen Behandlung von den HIV-Positiven Betroffenen als Argument für Spezialabteilungen aufgeworfen (Surlis, Hyde, 2001). Neben den Betroffenen sprechen sich auch etliche Gesundheitsdienstleister für separate HIV - Abteilungen aus (Aghamolaei et al., 2009; Mbanya et al., 2001).

Eine zentrale Rolle kommt für Betroffene der Beziehung zwischen HIV-Infizierten und Gesundheitsdienstleistern zu. Gesundheitsversorger werden als Vermittler für Gesundheitsdienstleistungen angesehen und sind wichtigste Bezugspersonen, die Hauptquellen sozialer Unterstützung, oder auch eine Art „psychische Pfeiler" (Zhou et al., 2008; Dawson-Rose et al., 2005). Damit Gesundheitsdienstleister dieser Rolle gerecht werden können, dürfen sie keine Berührungsängste im Umgang mit HIV/AIDS Patienten haben. Diesbezüglich appellieren sowohl Reis et al. (2005) als auch Thi et al. (2008) an Schulungen für das Gesundheitspersonal. Zhou et al. (2008) merken zusätzlich an, dass HIV-positive Patienten zwar viele soziale und psychologische Bedürfnisse haben, aber es nicht ausreichend viele Einrichtungen diesbezüglich gibt.

4.1 Limitationen

Die Stichprobengröße einiger qualitativer Studien wird von manchen Autoren als Limitation angegeben. Zugleich wird aber festgehalten, dass der Informationsgehalt sehr zufriedenstellend ist, sodass die kleine Stichprobe gut kompensiert werden kann (Zukoski, Thorburn, 2009; Thi et al., 2008; Surlis, Hyde, 2001). Surlis und Hyde (2001) geben die negative Darstellung der Pflege durch den Fokus auf Stigmatisierung ebenfalls als Limitation an.

Li et al. (2009) erwähnen nicht, welche Annahme die Gesundheitsdienstleister über die gesellschaftliche Meinung haben, deshalb sind die Ergebnisse ihrer Studie, die sich an dem Standpunkt der Gesellschaft orientieren, nur eingeschränkt nachvollziehbar.

Da sich Autoren (Diekmann, 2008, zit. aus Paier, 2010, S. 66; Faller, 2010, S. 58) nicht einig sind, ob für Likert Skalen ein Ordinal – oder Intervallskalenniveau vorliegen muss, ist die Beurteilung über die Genauigkeit der Datenerhebung beziehungsweise - auswertung erschwert möglich. Des Weiteren ist in vielen der vorliegenden qualitativen Studien nur angegeben, dass eine Inhaltsanalyse durchgeführt wurde, jedoch wurde nicht erwähnt, nach welchem Autor die Inhaltsanalyse erfolgt ist. Folglich ist die Datenanalyse ebenfalls nicht zur Gänze nachvollziehbar.

Der Terminus „Gesundheitsdienstleister" wird nicht in allen bearbeiteten Publikationen ident verwendet. Der Vergleich der Literatur ist aus diesem Grund nicht vollständig möglich, weil die Ergebnisse unterschiedliche Personen betreffen.

4.2 Relevanz für die Pflegepraxis

Einen zentralen Punkt nimmt die Notwendigkeit der Sensibilisierung von Pflegepersonen für dieses Thema ein. Es muss der Pflegeprofession klar sein, dass die Betreuung von HIV/AIDS Patienten jeden betreffen kann, auch wenn man nicht in einer Spezialabteilung arbeitet. Aufgrund der Chronifizierung von HIV /AIDS durch die hochwirksame antiretrovirale Therapie (HAART) wird die Pflege in Zukunft immer häufiger mit HIV - Infizierten konfrontiert werden – zum einen in Akutspitälern, zum anderen speziell auch in Langzeiteinrichtungen. Der Umgang mit der Krankheit und insbesondere die Einstellung zu HIV - infizierten Personen muss vorurteilsfrei sein. Um das zu gewährleisten, sollte dieses Thema – vor allem auch die sozialen und emotionalen Belastungen – vielmehr in die Basisausbildung einfließen. Pflegepersonen müssen auch über HIV/AIDS ein adäquates Wissen haben, um auf diese Patientengruppe professionell eingehen zu können. Walusimbi und Okonsky (2004, zit. aus Rekab, Zadeh, 2011, S. 40) stellen durch eine Erhebung fest, dass sachkundige Gesundheitsdienstleister weniger Angst vor einer Übertragung und somit eine positivere Einstellung gegenüber der Betreuung von HIV/AIDS Patienten haben.

Kennzeichnungen werden im stationären Alltag oftmals ohne das Patienteneinverständnis vorgenommen. Im Krankenhaus der Barmherzigen Brüder in Wien gibt es eine Richtlinie (2010) über „Hygienische Maßnahmen bei HIV – Infektion", in der auch klar erläutert wird, dass eine gelbe Markierung nur nach Rücksprache mit dem Patienten erfolgen soll. Trotzdem findet diese Passage in der Praxis leider häufig keine Berücksichtigung.

Zusätzlich soll die Einrichtung weiterer Infektionsabteilungen für HIV/AIDS angedacht werden, um durch die Homogenität des Klientels Stigma und Diskriminierung zu verringern (Li et al., 2009; Thi et al., 2008; Kinsler et al., 2007; Mbanya et al., 2001) und um einen „sicheren" Ort für Betroffene zu gewährleisten (Sayles et al., 2007).

4.3 Relevanz für die Pflegeforschung

Durch die fehlende deutschsprachige Literatur, ist es aufgrund der unterschiedlichen HIV /AIDS Prävalenz – beispielsweise im Vergleich zu Afrika – schwierig, Parallelen zu Österreich zu ziehen. In Zukunft sollen es auch im deutschsprachigen Raum Untersuchungen zu diesem Thema durchgeführt werden, um adäquat darauf reagieren zu können.

Da unter dem Begriff „Gesundheitsdienstleister" meist neben der Pflege noch andere Professionen wie Ärzte und das Laborpersonal verstanden werden, ist es schwierig die Ergebnisse nur auf die Pflege umzulegen. Es müssen daher mehr Studien die Pflege betreffend durchgeführt werden, um den Grad der Stigmatisierung dieser Profession besser identifizieren zu können.

Die Auswirkung von Stigmatisierung auf die Bereitschaft der HIV/AIDS Patienten Gesundheitsdienstleistungen in Ausspruch zu nehmen, wird in manchen Studien nur kurz behandelt. Ob sich jedoch die Eigentherapie und das Hinauszögern von Krankenhausbesuchen auf die Gesundheit der HIV/AIDS Patienten auswirkt und ob in weiterer Folge mehr Gesundheitsdienstleistungen – die wiederum mit mehr Kosten verbunden sind – notwendig sind, bedarf weiterer Forschung.

Zusätzlich sollen Erhebungen, die die Stigmatisierung gegenüber anderen Faktoren – vor allem Homosexualität und Drogenabusus – im

Gesundheitsbereich wiederspiegeln, durchgeführt werden. Aufgrund der bearbeiteten Studien liegt die Annahme nahe, dass Stigma und Diskriminierung oftmals das Produkt dieser beiden Faktoren sind und weniger das einer HIV Infektion.

Abschließend kann festgehalten werden, dass Menschen mit HIV/AIDS auch im Gesundheitsbereich mit stigmatisierenden und diskriminierenden Haltungen konfrontiert werden. Aus diesen Belastungen resultiert oftmals der Wunsch, Gesundheitsdienstleistungen zu vermeiden. Nicht selten wird von den Betroffenen die Diagnose verschwiegen, um eine vorurteilsfreie Betreuung zu erfahren.

Es ist unter anderem auch Aufgabe der Pflege, dass HIV – positive Menschen keine Randgruppe der Gesellschaft mehr darstellen und daher sollen sich Pflegende dieser Thematik stellen.

5 Literaturverzeichnis:

Aghamolaei T.; Tavafian S.; Hasani L.; Zare S. (2009): Attitudes of Healthcare Providers towards Patients with HIV/AIDS in Bandar Abbas. IN: Archives of Iranian Medicine, 3, 298 - 301

Andrewin A.; Chien L. Y. (2008): Stigmatization of Patients with HIV/AIDS among Doctors and Nurses in Belize. IN: AIDS Patient Care and STDs, 11, 897 – 906

Bates M. (1989): The Design of Browsing and Berrypicking Techniques for the Online Search Interface. In: Online Information Review, 5, 407 - 424

Behrens J.; Langer G. (2004): Kritische Beurteilung von Interventionsstudien, Qualitativen Studien, Systematischen Übersichtsarbeiten und Meta-Analysen. https://www.medizin.uni-halle.de/index.php?id=572 (02.08.2012)

Bundesministerium für Gesundheit (2012): Behandlungszentren und spezialisierte Ärztinnen/ Ärzte. https://www.gesundheit.gv.at/Portal.Node/ghp/public/content/HIVBehandlungszentren_hk.html#headline11 (06.01.2013)

Bundesministerium für Gesundheit (2011): Der Verlauf einer HIV – Infektion. https://www.gesundheit.gv.at/Portal.Node/ghp/public/content/verlaufhiv infektion_hk.html (25.07.2012)

Bundesministerium für Gesundheit (2011): HIV-infizierte Personen in Österreich. https://www.gesundheit.gv.at/Portal.Node/ghp/public/content/wieentste hthivaids_hk.html (25.07.2012)

Chen W. T.; Han M.; Holzemer W. L. (2004): Nurses' Knowledge , Attitudes and Practice Related to HIV Transmission in Northeastern China. IN: AIDS Patient Care and STDs, 7, 417 - 422

Dawson-Rose C.; Shade S. B.; Lum P. J.; Knight K. R.; Parsons J. T.; Purcell D. W. (2005): Health Care Experiences of HIV Positive Injection Drug Users. IN: The Journal of Multicultural Nursing & Health, 1, 23 – 30

D´Cruz P. (2008): The healthcare system in HIV /AIDS: an inextricable component in the experience of family care, 2, 189 - 209

Die AIDS-Hilfen Österreichs (2008): HIV-positiv. Was bedeutet das? http://www.aidshilfen.at/sites/www.aidshilfen.at/files/publikationen/aspekte6_neu2006.pdf (25.07.2012)

Die AIDS – Hilfen Österreichs (2008): Psychosoziale Situation HIV – Infizierter.
http://www.aidshilfen.at/sites/www.aidshilfen.at/files/publikationen/1_Leitfaden_SCREEN.pdf (02.01.2013)

Die AIDS – Hilfen Österreichs (2011): Krankheitsbild.
http://www.aidshilfen.at/inhalt/krankheitsbild (02.01.2013)

Ermann M., Waldvogel B. (1992): HIV-Betroffene und ihr Umfeld. Ergebnisse aus psychosozialer Forschung und Praxis. Berlin, Heidelberg, New York, London, Paris, Tokyo, Hong Kong, Barcelona, Budapest, Springer Verlag

Faller H.; Lang H. (2010): Medizinische Psychologie und Soziologie. 3. Auflage. Springer, Berlin Heidelberg

Hossain M. B.; Kippax S. (2010): HIV-related Discriminatory Attitudes of Health Care Workers in Bangladesh. IN: J Health Popul Nutr, 2, 199 - 207

Hygieneteam (2010): Hygienische Maßnahmen bei HIV – Infektion. Richtlinie, Krankenhaus der Barmherzigen Brüder, Wien

Kinsler J. J.; Wong M. D.; Sayles J. N.; Davis C.; Cunningham W. E. (2007): The Effect of Perceived Stigma from a Health Care Provider on Access to Care Among a Low-Income HIV-Positive Population. IN: AIDS Patient Care and STDs, 8, 584 - 592

Kleibel V.; Mayer H. (2011): Literaturrecherche für Gesundheitsberufe. Wien, Facultas

Kunz R.; Khan K.; Kleijnen J.; Antes G. (2009): Systematische Übersichtsarbeiten und Meta-Analysen. Einführung in Instrumente der evidenzbasierten Medizin für Ärzte, klinische Forscher und Experten im Gesundheitswesen. Bern, Verlag Hans Huber

Li L. L. J. L.; Zunyou W.; Chunqing L.; Yi W. (2009): Individual attitudes and perceived social norms: Reports on HIV/AIDS-related stigma among service providers in China. IN: Psychology Press, 6, 443 - 450

Mbanya D. N.; Zebaze R.; Kengne A. P.; Minkoulou E. M.; Awah P.; Beure (2001): Knowledge, attitudes and practices of nursing staff in a rural hospital of Cameroon: how much does the health care provider know about the human immunodeficiency virus /acquired immune deficiency syndrome? IN: International Council of Nurses, 48, 241 - 249

Paier D. (2010): Quantitative Sozialforschung. Eine Einführung. Wien, Facultas

Pschyrembel (2007): Pschyrembel. Klinisches Wörterbuch. Berlin, Walter de Gryter

Reis C.; Heisler M.; Amowitz L. L.; Moreland R. S.; Mafeni J. O.; Anyamele C.; Iacopino V. (2005): Discriminatory Attitudes and Practices by Health Workers toward Patients with HIV/AIDS in Nigeria. IN: PLOS Medicine, 8, 743 - 752

Rekab S.; Zadeh E. (2011): Knowledge and attitude of nurses towards care of HIV/AIDS patients. IN: Journal of Academic and Applied Studies, 1, 39 - 51

Rintamaki L.; Scott A.; Kosenko K.; Jensen R. (2007): Male Patient Perceptions of HIV Stigma in Health Care Contexts. IN: AIDS Patient Care and STDs, 12, 956 - 969

Robert Koch Institut (2012): HIV-Zahlen Deutschland.
http://www.rki.de/DE/Content/Infekt/EpidBull/Archiv/2012/Ausgaben/47_12.pdf;jsessionid=BFB54936735B5042E148B0E11F5AE321.2_cid234?__blob=publicationFile

Sadoh A. E.; Fawole A. O.; Sadoh W. E.; Oladimeji A. O.; Sotiloye O. S. (2006): Attitude of Health-Care Workers to HIV/AIDS. IN: African Journal of Reproductive Health, 1, 39 - 46

Sayles J. N.; Ryan G. W.; Silver J. S.; Sarkisian C. A.; Cunningham W. E. (2007): Experiences of Social Stigma and Implications For Healthcare Among a Diverse Population of HIV Positive Adults. IN: Journal of Urban Health, 6, 814 - 828

Saxer S. (2003): Kritische Würdigung wissenschaftlicher Publikationen nach Wood – Dauphinee S. und Küchler Th. (2004). Unveröffentlichtes Vorlesungsmanuskript, Pflegeakademie der Barmherzigen Brüder, Wien

Schneider H. (2008): EBN – Evidence-based Nursing. Wien, Facultas Verlags- und Buchhandels AG

Sohler N.; Li X.; Cunningham C. (2007): Perceived Discrimination Among Severly Disadvantaged People with HIV Infection. IN: Puplic Health Reports, 122, 347 - 355

Surlis S., Hyde A. (2001): HIV-Positive Patients' Experiences of Stigma During Hospitalization. IN: Journal of the Association of Nurses in AIDS Care, 6, 68 - 77

Thi M. D. A.; Brickley D. B; Vinh D. T. N.; Colby D. J.; Sohn A. H.; Trung N. Q.; Giang L. T.; Mandel J. S. (2008): A Qualitative Study of Stigma and Discrimination against People Living with HIV in Ho Chi Minh City, Vietnam. IN: AIDS Behav, 12, 63 - 70

UNAIDS (2010): HIV – infizierte Personen und Zahl der Neuinfektionen   weltweit. http://www.unaids.org/en/media/unaids/contentassets/documents/unai dspublication/2011/JC2216_WorldAIDSday_report_2011_en.pdf (25.07.2012)

Varas-Diaz N.; Serrano-Gracia I.; Toro-Alfonso J. (2005): AIDS – Related Stigma and Social Interaction: Puerto Ricans Living With HIV/AIDS. IN: Qualitative Health Research, 2, 169 - 187

Verein HIVmobil (2009): Allgemeines über den Verein. http://www.hivmobil.org/ (06.01.2013)

Zhou Y. R. (2008): Help-seeking in a context of AIDS stigma: understanding the healthcare needs of people with HIV/AIDS in China, 2, 202 - 208

Zukoski A. P.; Thorburn S. (2009): Experiences of Stigma and Discrimination among Adult Living with HIV in a Low HIV-Prevalence Context: A Qualitative Analysis. IN: AIDS Patient Care and STDs, 4, 267 - 276

6 Anhang

Anhang 1: Suchprotokoll

Anhang 1: Suchprotokoll

Datum	Suchinstrument	Sucheingabe	Treffer	Relevante Treffer	Einschränkung
24. 07. 2012	Academic Search Premier, Cinahl und Medline (via Ebsco)	HIV AND Stigma AND discrimination AND hospital	63	2	2000 - 2012
24. 07. 2012	Academic Search Premier, Cinahl und Medline (via Ebsco)	HIV AND Stigma AND fear AND hospital	62	2	2000 - 2012
24. 07. 2012	Academic Search Premier, Cinahl und Medline (via Ebsco)	HIV AND Stigma AND fear And Professionals	43	1	2000 - 2012
24. 07. 2012	Academic Search Premier, Cinahl und Medline (via Ebsco)	HIV AND discrimination AND professionals	107	3	2000 – 2012
24. 07. 2012	Academic Search Premier, Cinahl und Medline (via Ebsco)	HIV and stigma and health professionals	40	1	2000 – 2012
24. 07. 2012	Academic Search Premier, Cinahl und Medline (via Ebsco)	HIV and stigma and health care providers	7	1	2000 – 2012
24. 07. 2012	Academic Search Premier, Cinahl und Medline (via Ebsco)	HIV and stigma and nurses	79	3	2000 – 2012
01. 09. 2012	Academic Search Premier, Cinahl und Medline (via Ebsco)	Health care providers AND stigma AND HIV patients	39	2	2000 – 2012
01. 09. 2012	Academic Search Premier, Cinahl und Medline (via Ebsco)	HIV patients AND experience AND health care service AND stigma	13	2	2000 – 2012
24. 09. 2012	Academic Search Premier, Cinahl und Medline (via Ebsco)	HIV/AIDS and health care providers and attitude	70	3	2000 – 2012
26. 12. 2012	Academic Search Premier, Cinahl und Medline (via Ebsco)	Health care AND experiences AND HIV patients	217	5	2000 - 2012
28. 12. 2012	Academic Search Premier, Cinahl und Medline (via Ebsco)	HIV patients AND experience AND health care	235	8	2000 - 2012
30. 12. 2012	Academic Search Premier, Cinahl und Medline (via Ebsco)	HIV patients AND attitude AND healthcare providers	10	1	2000 - 2012
25. 08. 2012	Handsuche Bibliothek der Pflegeakademie der Barmherzigen Brüder	-	2	0	Keine zeitliche Einschränkung für Bücher
25. 08. 2012	Handsuche Bibliothek Hauptuniversität Wien	-	20	3	Keine zeitliche Einschränkung für Bücher

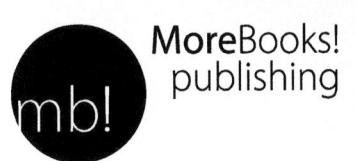
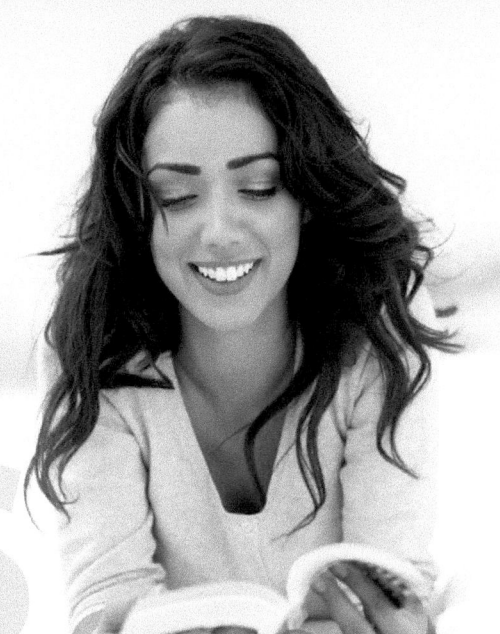
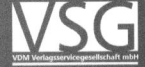

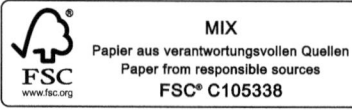

Printed by Books on Demand GmbH, Norderstedt / Germany